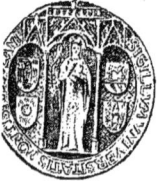

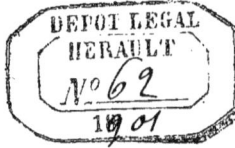

Docteur Jules PLOMB

Le Rachitisme
thoracique

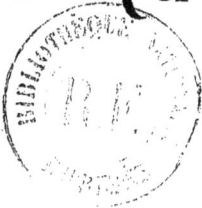

Son influence sur les divers appareils

et en particulier respiratoire et circulatoire

MONTPELLIER

GUSTAVE FIRMIN ET MONTANE.

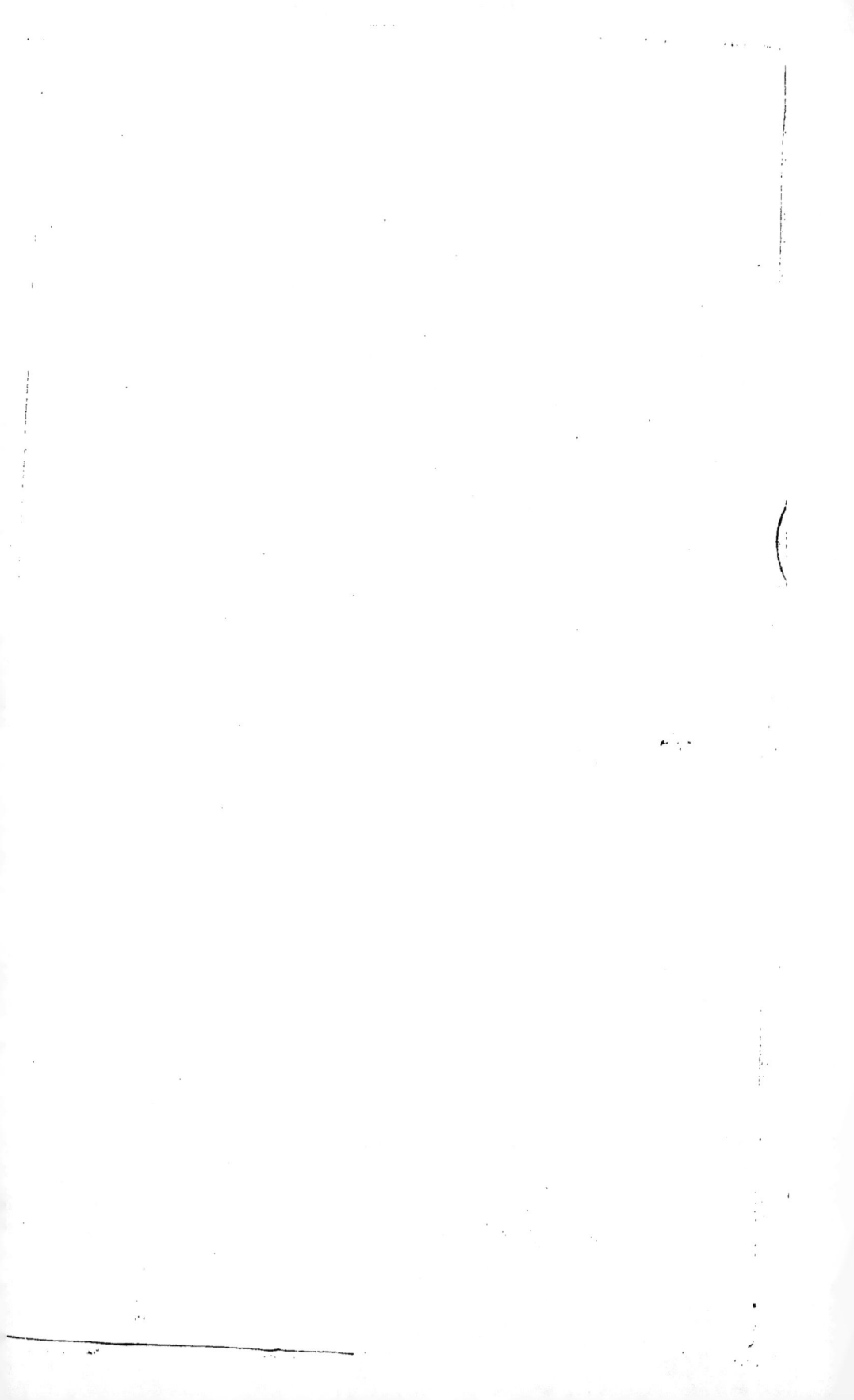

LE

RACHITISME THORACIQUE

SON INFLUENCE SUR LES DIVERS APPAREILS
ET EN PARTICULIER
RESPIRATOIRE ET CIRCULATOIRE

PAR

Le Dʀ JULES PLOMB

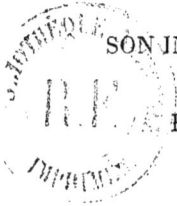

MONTPELLIER

G. FIRMIN et MONTANE, IMPRIMEURS DE L'UNIVERSITÉ
Rue Ferdinand-Fabre et Quai du Verdanson

1901

A MA FIANCÉE

A celle qui va bientôt partager ma vie,
je dédie ce modeste témoignage
de ma tendresse.

J. PLOMB.

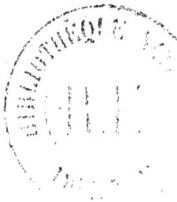

A MON FRÈRE

MONSIEUR LE DOCTEUR CHARLES PLOMB

MÉDECIN DE 2ᵉ CLASSE DE LA MARINE

A MA SOEUR

A MON BEAU-FRÈRE

MONSIEUR LE DOCTEUR PAUL GAZEAU

MÉDECIN PRINCIPAL DE LA MARINE
CHEVALIER DE LA LÉGION D'HONNEUR

Témoignage de vive affection.

J. PLOMB.

A MES PARENTS

A MES AMIS

J. PLOMB.

INTRODUCTION ET EXPOSITION DU SUJET

Dans une de ses leçons cliniques si intéressantes sur les maladies des enfants, M. le professeur Baumel avait appelé notre attention sur le cas d'une fillette atteinte de rachitisme thoracique, compliqué de phénomènes graves du côté de l'appareil cardio-pulmonaire.

Sur les conseils de notre Maître, nous avons essayé de faire, de l'histoire de cette enfant, le sujet de notre thèse inaugurale.

Nous avons adopté dans notre travail le plan suivant :

Après un aperçu historique rapide de la question (Chapitre premier), nous avons consacré un chapitre à l'anatomie et à la physiologie des régions qui ont fait l'objet de notre étude (Chap. II).

L'examen du thorax normal nous a conduit ainsi tout naturellement à étudier les thorax déformés.

Nous passons alors rapidement en revue les divers types de déformations thoraciques, soit congénitales, soit acquises, et nous arrivons alors aux déformations du thorax liées au rachitisme, qui sont celles qui présentent pour nous le plus d'importance (Chap. III).

Dans le chapitre suivant, nous étudions la physiologie pathologique de l'appareil respiratoire chez les déformés thoraciques et nous nous efforçons de démontrer à quel point le champ de l'hématose se trouve réduit dans leurs poumons (Chap. IV).

Nous mettons alors en lumière le retentissement néfaste de ce fonctionnement défectueux du poumon sur l'appareil respiratoire et sur le cœur en particulier, et les troubles qu'il entraîne dans tout l'organisme. Nous faisons ressortir le danger, chez ces enfants atteints de déformation du thorax, d'une affection pulmonaire, même légère, pouvant amener, avec une rapidité foudroyante, un dénouement fatal (Chap. V).

Enfin, dans un dernier chapitre, nous exposons les moyens thérapeutiques dont nous disposons, d'abord pour éviter les déformations osseuses chez l'enfant, ensuite pour lutter efficacement contre ces déformations thoraciques lorsqu'elles sont constituées, enfin, pour enrayer les troubles divers qu'elles provoquent dans les organes sous-jacents (Chap. VI).

Et, pour cela, nous ne pouvons mieux faire que de retracer aussi fidèlement que possible le traitement que nous voyons journellement appliquer avec succès, à la clinique des maladies des enfants de l'Hôpital Suburbain, par notre Maître, M. le professeur Baumel.

Mais, avant de soumettre à l'indulgence de nos juges ce modeste travail, il nous reste un devoir bien doux à accomplir, c'est celui de remercier publiquement, ici, les Maîtres distingués qui ont contribué à notre instruction médicale.

Qu'il nous soit permis de leur exprimer toute notre reconnaissance pour le savant enseignement qu'ils nous ont donné et pour les exemples de dévouement qu'ils nous ont toujours prodigués.

Nous n'oublierons pas ici les Professeurs de l'Ecole de Marseille ; ils ont dirigé nos premiers pas dans l'art difficile de la médecine, nous les en remercions sincèrement.

Que M. le professeur Baumel daigne agréer l'hommage de notre sincère et respectueuse gratitude pour la bienveillance qu'il nous a témoignée en nous indiquant le sujet de ce travail et pour l'honneur qu'il nous fait en acceptant la présidence de notre thèse.

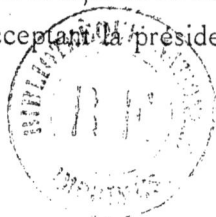

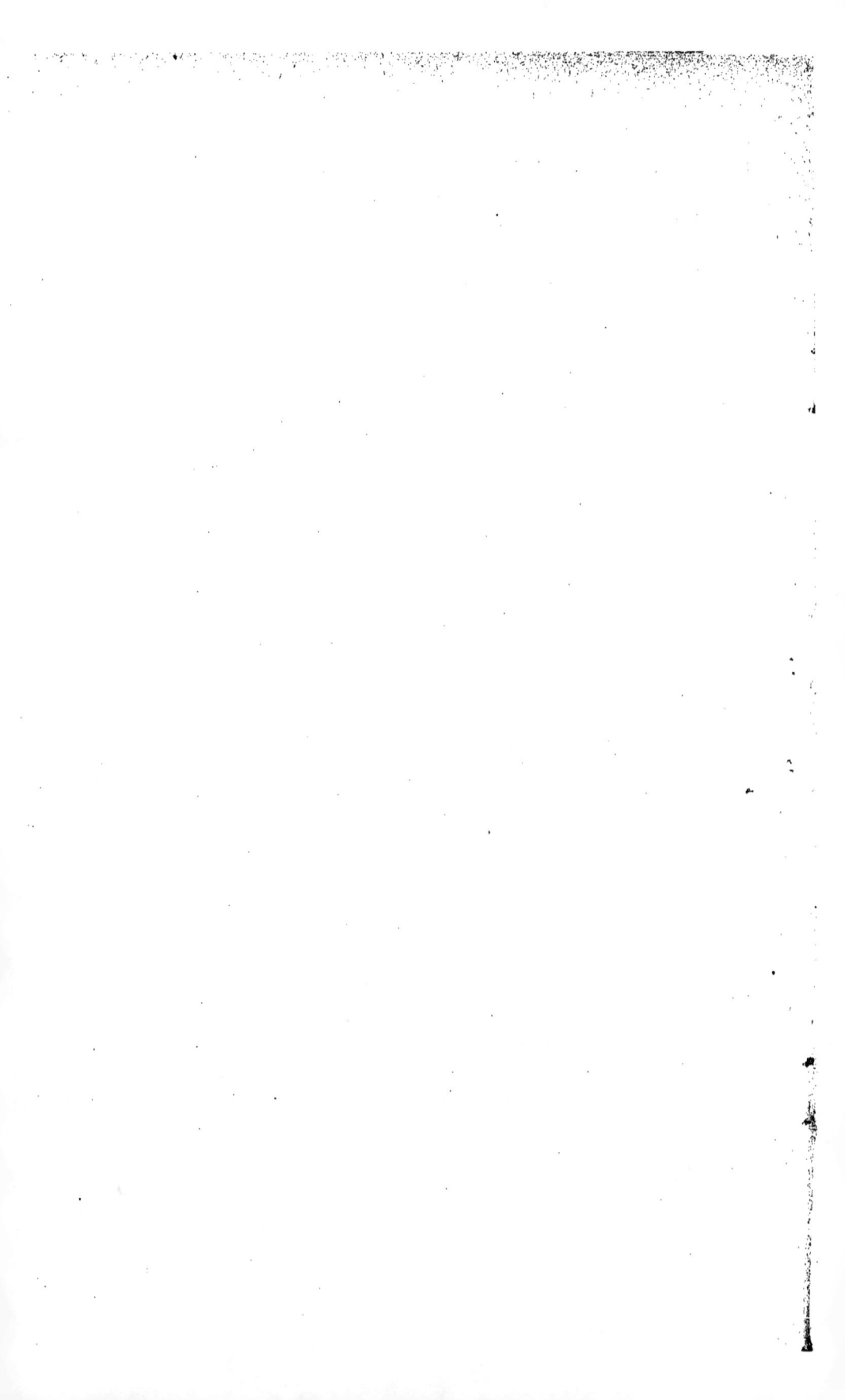

RACHITISME THORACIQUE

SON INFLUENCE SUR LES DIVERS APPAREILS
ET EN PARTICULIER
RESPIRATOIRE ET CIRCULATOIRE

CHAPITRE PREMIER

HISTORIQUE

Si nous remontons aux temps les plus reculés, nous voyons que les anciens se préoccupaient déjà des déformations osseuses du tronc et de leur influence sur les fonctions des organes sous-jacents.

Hippocrate lui-même a eu l'attention attirée sur les troubles fonctionnels provoqués par les déformations de la colonne vertébrale, puisqu'il a, le premier, signalé la mort prématurée des gibbeux : *Gibbi ex asthmate aut tussi fiunt, ante pubertatem pereunt*. Mais, fait à remarquer, les anciens prenaient l'effet pour la cause, car ils faisaient de ces déviations le résultat du trouble fonctionnel du poumon.

C'est à Morgagni que revient l'honneur d'avoir relevé cette erreur (1).

A l'aide de l'anatomie pathologique, il remarqua l'état spécial des poumons chez les gibbeux, état spécial qu'il attribuait à la gêne respiratoire, provoquée elle-même, pendant la vie, par la déformation de la paroi osseuse.

En 1768, Sauvages (2) fit la description de l'*asthma a gibbo,* que Cullen (3) désigna plus tard sous le nom de *dyspnœa thoracica.*

Watzel (4), en 1778, et Wrolick (5), en 1823, étudièrent l'influence des déformations thoraciques sur la direction du cœur.

Delpech en 1828, dans son *Traité de l'orthomorphie,* consacre un long chapitre à l'étude *des déviations de la colonne vertébrale sur les organes respiratoires et circulatoires.*

En 1858, Bouvier étudia les déviations rachidiennes, et, dans ses Leçons cliniques, mit en relief l'influence de ces déviations sur les organes de la respiration et de la circulation.

En 1865, Sottas, dans sa thèse inaugurale, montra

---

(1) Morgagni. — Lettre 4.

(2) Sauvages. — *Nosologia Methodica.*

(3) 1787. Cullen. — *Élémens de médecine pratique traduits par Bocquillon.*

(4) 1778. Watzel. — *De efficacia gibbositis in mutandis vasorum dissectio.* Utrecht.

(5) 1823. Wrolick. — *Dissertatio de mutando vasorum sanguiniferorum decursu in scoliosi et cyphosi.* Amstelodami, 1823.

« l'influence des déviations vertébrales sur les fonctions de la respiration et de la circulation ».

Enfin, en 1883, M. le professeur Baumel, de Montpellier, dans sa thèse d'agrégation : *Des lésions non congénitales du cœur droit et de leurs effets,* fait ressortir très nettement le rôle néfaste des déformations du thorax sur les lésions du cœur droit.

Nous signalons encore sur le même sujet les thèses de Chupin et de Vésian.

Comme nous le voyons d'après ce court historique, et comme je m'en suis rendu compte dans mes recherches bibliographiques, la plupart des auteurs qui se sont occupés de cette question ont plutôt envisagé les troubles liés aux déviations de la colonne vertébrale, cyphose, scoliose ou lordose, laissant dans l'ombre ceux qui sont sous la dépendance directe des déformations du thorax, déformations dues le plus souvent au rachitisme.

Et, cependant, comme nous allons le voir dans la suite de notre travail, ces déformations rachitiques du thorax ont une influence néfaste d'autant plus certaine que, apparaissant généralement dans la première enfance, elles surprennent pour ainsi dire le poumon et le cœur lorsqu'ils sont encore en pleine voie de formation.

CHAPITRE II

ANATOMIE ET PHYSIOLOGIE

§ Ier. — ANATOMIE

Avant d'étudier les déformations du thorax, il nous paraît nécessaire de donner un aperçu anatomique du thorax normal.

Le squelette du thorax est constitué par ce que l'on est convenu d'appeler la cage thoracique.

La cage thoracique, considérée dans son ensemble, présente la forme d'un cône tronqué, à base inférieure. Elle se compose : 1° d'une tige osseuse, fixe, immobile, la colonne vertébrale, située en arrière ; 2° du sternum en avant ; 3° des côtes, formant sur les côtés une large ceinture osseuse, s'articulant en arrière avec la colonne vertébrale, en avant avec le sternum.

La colonne dorsale, « constituée essentiellement par la superposition d'éléments osseux similaires les vertèbres », (Testut), présente à considérer quatre régions distinctes : région cervicale, région dorsale, région lombaire, région sacrée. Elle présente aussi une face antérieure, une face postérieure, et deux faces latérales.

La face postérieure est celle qui doit surtout nous intéresser ici. Elle est représentée par une crête médiane formée par la série des apophyses épineuses de toutes les vertèbres, et par deux gouttières latérales, limitées par les lames vertébrales et par les apophyses articulaires et transverses. Ces gouttières, qui sont symétriques à l'état physiologique, perdent leur symétrie lorsque la colonne vertébrale est déviée.

Rectiligne chez le nouveau-né, la colonne vertébrale ne tarde pas à s'infléchir ; et, en dehors de tout état pathologique, présente alors des courbures antéro-postérieures et une courbure latérale.

Les courbures antéro-postérieures sont au nombre de quatre : 1° une courbure cervicale convexe en avant ; 2° une courbure dorsale concave en avant ; 3° une courbure lombaire convexe en avant, surtout dans le sexe féminin ; 4° enfin, une courbure sacrée concave en avant.

Pour les uns, ces courbures résulteraient du poids de la tête et de la contraction musculaire après la naissance ; pour d'autres, elles seraient originelles, et tiendraient à l'organisation même du rachis.

La courbure latérale n'apparaît, elle, qu'à l'âge de 7 ou 8 ans, elle siège à la région dorsale et présente sa convexité à droite et sa concavité à gauche. Pour les uns, elle est due à la présence de l'aorte sur le côté gauche de la colonne vertébrale ; pour les autres, à la plus grande somme d'action fournie par le membre supérieur droit par rapport au membre supérieur gauche.

Quoi qu'il en soit, l'exagération pathologique de cette courbure physiologique normale porte le nom de scoliose, de même que l'exagération d'une des courbures

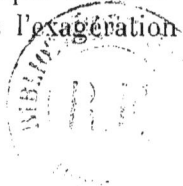

antéro-postérieures porte le nom de cyphose ou de lordose, suivant que c'est une courbure à concavité ou à convexité antérieure sur laquelle a porté cette exagération.

Nous devons mentionner qu'à l'âge de 25 ou 30 ans, le squelette vertébral est le siège d'une activité formative considérable, car ce n'est qu'à cette époque qu'il atteint son complet développement, ce qui semblerait expliquer les déviations de la colonne vertébrale qui se produisent si souvent à cette période de l'existence.

Les côtes, qui s'articulent en arrière avec la colonne dorsale, en avant avec le sternum, sont au nombre de douze ; avec les espaces intercostaux, elles forment les parois latérales du thorax.

Elles se dirigent de haut en bas et d'avant en arrière, en forme d'arcs dont la concavité regarde les organes intra-thoraciques.

Extérieurement, le thorax est recouvert par un grand nombre de muscles, qui jouent tous un rôle plus ou moins important dans les phénomènes de la respiration. En avant, les grands et les petits pectoraux ; sur les côtés, le grand dentelé, les scalènes ; en arrière, les muscles grand dorsal, trapèze, rhomboïde, petits dentelés, supérieur et inférieur ; enfin, le diaphragme qui, étendu horizontalement au fond de la cage thoracique, la sépare de la cavité abdominale. C'est à lui, comme nous le verrons plus loin, que revient une des parts les plus importantes dans la mécanique de la respiration.

Intérieurement, le thorax est tapissé par une membrane séreuse double, la plèvre pariétale et la plèvre viscérale qui, en se réfléchissant à la partie inférieure, au niveau du diaphragme, forme le sinus costo-diaphragmatique. En se refléchissant de bas en haut sur, le péricarde, cette même séreuse constitue la plèvre médiastine.

Les poumons, enveloppés qu'ils sont par la plèvre, occupent la plus grande partie de la cage thoracique, ils se moulent si exactement sur ses parois que, comme nous le verrons dans la suite de notre travail, la moindre déformation de ces dernières a immédiatement un retentissement énorme sur le fonctionnement des organes respiratoires.

Chaque poumon présente à considérer une face externe, une face interne, un bord antérieur, un bord postérieur, une base et un sommet.

La face externe, convexe, appliquée contre les côtes, est parcourue, de haut en bas et d'arrière en avant, par une grande scissure, unique à gauche, double à droite, partageant le poumon droit en trois lobes et le poumon gauche en deux.

La face interne du poumon gauche est concave et est creusée par une dépression que l'on nomme : « le lit du cœur ».

Voici, résumé aussi rapidement que possible, l'aperçu anatomique que nous avons cru devoir précéder cette étude.

§ II. — PHYSIOLOGIE

La cage thoracique joue le principal rôle dans les phénomènes mécaniques de la respiration.

C'est par son ampliation que l'air pénètre dans le poumon, et cette entrée de l'air dans les vésicules pulmonaires constitue l'inspiration. Cette dilatation de la cage thoracique est provoquée par la contraction des muscles qui recouvrent le thorax. Les muscles qui ont leur insertion fixe sur la colonne vertébrale et leur insertion mobile sur les côtes élèvent ces dernières en se contractant. Nous citerons les scalènes, le petit dentelé postérieur et supérieur, le cervical descendant, les intercostaux externes ; le grand dentelé, les grands et les petits pectoraux, le grand dorsal, entrent aussi en jeu, mais seulement dans les inspirations forcées. A ce mouvement d'élévation des côtes s'en joint un autre, qui lui est solidaire, c'est un mouvement de rotation des côtes se faisant autour d'une ligne fictive qui réunirait l'extrémité vertébrale à l'extrémité sternale de la côte. Ce double mouvement combiné a pour résultat l'agrandissement du diamètre antéro-postérieur et du diamètre transversal du thorax. Quant au diamètre vertical, il s'agrandit en ce moment par la contraction du diaphragme, le muscle inspirateur par excellence « le piston de la cavité thoracique » (Viault et Jolyet).

A l'inspiration succède l'expiration, c'est-à-dire l'expulsion de l'air hors des voies respiratoires. Cette seconde partie de l'acte de la respiration est absolument passive, elle est simplement due, normalement, au retour des alvéoles pulmonaires sur elles-mêmes, par le fait seul de leur élasticité.

En résumé, c'est donc au moment de l'ampliation de la poitrine que l'oxygène nécessaire à l'hématose et par là même à la vie pénètre dans les poumons ; c'est au moment de l'expiration que l'acide carbonique est expulsé hors de l'organisme. L'on comprend très bien que si un obstacle quelconque vient entraver l'action des côtes ou du diaphragme, ou altérer l'élasticité des alvéoles pulmonaires, la fonction de la respiration en souffrira fatalement, ainsi que la fonction de la circulation, qui lui est absolument subordonnée.

CHAPITRE III

DES PRINCIPALES DÉFORMATIONS DU THORAX ET DES DÉFORMATIONS RACHITIQUES EN PARTICULIER

Les déformations les plus fréquentes du thorax sont sans contredit celles qui sont dues au rachitisme, et c'est de celles-ci dont nous comptons nous occuper particulièrement dans le cours de ce chapitre. Cependant, il ne nous semble pas inutile de mentionner rapidement les autres déformations thoraciques que l'on rencontre assez souvent, quoique plus rarement, elles aussi, chez un certain nombre d'enfants, et qui sont capables d'amener, surtout si elles sont assez prononcées, des troubles graves dans les fonctions des organes sous-jacents.

Nous les diviserons en deux grandes classes :

1° Les difformités congénitales ;

2° Les difformités acquises.

Les difformités congénitales sont beaucoup plus rares que les difformités acquises.

D'une façon générale, elles ne répondent à aucun type précis, ce sont des creux, des saillies, des gouttières, occupant des portions diverses du thorax ; on a signalé, chez ces déformés congénitaux, des creux capables d'admettre le poing d'un adulte ; mais, nous le répétons, ces déformations sont assez rares.

Comme cause de ces malformations, l'on a invoqué, avec Lannelongue et Pinard, la traction, sur diverses parties du corps du fœtus, par des brides amniotiques ; la pression exercée à certains niveaux par le muscle utérin, lorsque le liquide amniotique est en trop petite quantité.

On a signalé deux types de déformations congénitales thoraciques à formes bien déterminées ; ce sont le thorax en entonnoir et le thorax en carène.

Le thorax en entonnoir a comme caractéristique une dépression infundibuliforme constituée par le sternum, ayant pour limites latérales les cartilages costaux, et comme limite inférieure la paroi abdominale. Cette déformation du thorax en entonnoir a été expliquée de bien des façons différentes : pour les uns, elle serait due à certaines positions défectueuses durant la vie intra-utérine ; pression du talon, du maxillaire inférieur, sur la paroi sternale (Zucherkandl, Ribbert) ; pour d'autres, à des traumatismes de la mère dans le dernier mois de la grossesse (Graeffner), l'arrêt de développement du sternum (Ebstein).

Enfin, beaucoup (Ramadier, Sérieux, Marie) font du thorax en entonnoir un stigmate physique de dégénérescence. Mais la théorie généralement admise de nos jours est celle de Comby, d'après laquelle le rachitisme est responsable de ce type assez rare de malformation du thorax.

Le thorax en gouttière se rapproche beaucoup du thorax en entonnoir ; le creux au niveau du sternum est moins profond et plus allongé dans le sens vertical. Les cartilages costaux présentent une courbure exagérée des deux côtés de la ligne médiane, et forment en s'infléchissant une gouttière longitudinale, dont le sternum représente le fond.

Les difformités acquises de la cage thoracique dépendent de causes nombreuses.

Elles peuvent être consécutives à certaines professions, comme, par exemple, le « pectus excavatum » des cordonniers, déformation qui ressemble au thorax en entonnoir, mais dont la dépression est moins étendue.

Elles peuvent succéder aux affections pleuro-pulmonaires, cardiaques, à certaines maladies nerveuses.

Les saillies où les rétractions du thorax dans les deux premiers cas sont situées en des points où la paroi costale est en rapport direct avec la lésion de l'appareil pleuro-pulmonaire ou cardiaque. Ce sont les pleurésies, les scléroses pulmonaires, les symphyses cardiaques, qui ont le plus d'influence sur la configuration de la poitrine.

On a observé aussi assez souvent des déformations déterminées par des maladies nerveuses.

Ainsi la myopathie primitive progressive.

La maladie de Friedreich, la syringoméylie, jouent un certain rôle dans la genèse des déformations du thorax.

Il est une cause de déformation fréquente du thorax : ce sont les déviations de la colonne vertébrale. Les côtes étant intimement unies aux vertèbres, leur étant, pour ainsi dire, solidaires, il n'est pas de déviation possible des premières sans qu'il y ait retentissement immédiat sur le thorax, et cela, que l'on ait affaire soit à une lordose, soit à une cyphose, soit à une scoliose. Cette dernière déformation de la colonne vertébrale est celle que l'on rencontre le plus fréquemment; mais très souvent elle est associée à de la cyphose. Dans ce cas, l'on comprend que les déformations thoraciques soient plus accentuées. Si la scoliose et la cyphose sont réunies chez un enfant rachitique, les déformations du thorax qui sont sous la dépendance de ces déviations de la colonne dorsale viennent s'ajouter à celles engendrées par le rachitisme. C'est justement le cas de notre petite malade de la salle Lalande.

Nous venons de passer rapidement en revue toutes les difformités du thorax congénitales ou acquises que l'on peut avoir l'occasion d'observer ; nous en avons énuméré les principales causes. Nous allons aborder maintenant l'étude beaucoup plus intéressante pour nous de la déformation thoracique d'origine rachitique.

Le rachitisme frappe d'une façon à peu près constante les côtes ; d'une façon inconstante, la colonne vertébrale.

Le thorax rachitique a l'apparence d'une carène de vaisseau (carène de Dupuytren) ou d'un thorax d'oiseau (thorax en bréchet de poulet de Beylard). Le plus souvent, il est déprimé sur les côtés, formant un véritable aplatissement transversal par suite de l'enfoncement des côtes. A ce niveau, la partie médiane antérieure est, au contraire, saillante en avant et fortement bombée, à moins que l'on ait affaire au thorax en entonnoir ou en gouttière, dans lequel le sternum est au contraire enfoncé, formant le fond d'un infundibulum dû à la saillie des cartilages costaux.

Cet aplatissement latéral, qui est une déformation

caractéristique du rachitisme, siège au niveau de la partie
moyenne de la hauteur du thorax.

Les côtes supérieures, plus courtes et doublées de muscles épais, ne se déforment pas. Les côtes inférieures
s'élargissent au contraire en ailes pour recevoir la masse
gastro-intestinale, qui est le plus souvent dilatée. Cet
aplatissement en ceinture des parties moyennes de la paroi
thoracique diminue donc le diamètre transversal du thorax
des rachitiques, tandis que le diamètre antéro-postérieur
reste à peu près normal.

Parmi les manifestations thoraciques du rachitisme, il
faut signaler la présence de petites nodosités saillantes
siégeant à l'union des côtes et des cartilages costaux. C'est
le chapelet rachitique, qui forme une double rangée monili-
forme en dehors du sternum.

La clavicule des rachitiques présente le plus souvent
des courbures exagérées ; ces courbures s'accentuent
quelquefois à tel point qu'elles forment de véritables
angles, ce qui a pour résultat d'amener un rapprochement
très sensible des deux épaules par raccourcissement de
cet os.

La colonne vertébrale échappe assez souvent au rachitisme ; cependant, elle est quelquefois atteinte et présente
alors, comme chez notre malade, soit une cypho-scoliose,
soit simplement une de ces deux déformations.

A quoi peut-on attribuer l'aplatissement de la poitrine
sur ses parties latérales ?

Peut-être pourrait-on incriminer, comme le voulait
Schaw, l'action de la pression atmosphérique. Pour cet
auteur, l'air, pénétrant dans la cage thoracique pendant
l'inspiration, exerce, au moment de la dilatation du tho-

rax, une certaine pression de dedans en dehors. Chez un
enfant sain, cette pression intérieure, grâce à la résistance de la cage osseuse, qui lui vient en aide, est capable
de contrebalancer l'effort de la pression atmosphérique;
mais chez un sujet rachitique, par suite de la malléabilité
des côtes, il y a défaut d'équilibre entre la pression intérieure et la pression extérieure, qui lui est de beaucoup
supérieure, d'où, à la longue, difformité de la paroi thoracique au point où elle n'est point soutenue.

Chez notre fillette (Obs. I), outre cet aplatissement latéral du thorax à sa partie moyenne, un véritable sillon
transversal, siégeant à la partie inférieure du thorax, à
bords taillés à pic, succède brusquement à la partie supérieure du thorax, qui est globuleuse.

On pourrait, il nous semble, expliquer cette déformation par la pression exercée sur la poitrine par les vêtements de l'enfant. On sait quels désordres et quelle
déformation peut amener, chez la femme, l'usage d'un
corset trop serré, et cependant cette action s'exerce sur
un thorax d'adulte, c'est-à-dire résistant ; pourquoi ne pas
admettre que, chez un enfant rachitique, c'est-à-dire un
enfant chez lequel la cage thoracique est malléable à
l'excès, pourquoi ne pas admettre, disons-nous, que la
pression exercée journellement par les vêtements autour
de la poitrine n'arrive à produire insensiblement un véritable enfoncement de la paroi? Et cette action est d'autant plus puissante qu'elle est exercée par un lien cir-
culaire très étroit, comme le sont ordinairement les
ceintures de pantalons et de jupes.

Les organes intra-abdominaux, foie et rate, déjà hypertrophiés, comme nous le verrons plus loin, par le fait de

la stase veineuse généralisée à tous les organes, et, de plus, comprimés par la déformation de la paroi du thorax, essayent alors de se loger au-dessous de ce sillon en coup de hache, et provoquent le relèvement en ailes des bords inférieurs de la cage thoracique.

CHAPITRE IV

INFLUENCE DES DÉFORMATIONS THORACIQUES SUR L'APPAREIL PULMONAIRE

Les déformations de la cage thoracique ont, comme nous l'avons dit au début de notre travail, un retentissement très grave sur le fonctionnement des poumons et du cœur. Mais, si ces deux organes ont également à souffrir du vice de conformation de la paroi thoracique, la lésion primordiale, celle qui devient à son tour la cause de toutes les autres, c'est l'altération de la fonction respiratoire.

En effet, chez la plupart des petits rachitiques que nous avons pu examiner, nous avons trouvé un symptôme constant, une certaine dyspnée plus ou moins accentuée, mais en général en rapport avec le degré de la déformation.

Cette dyspnée augmente d'intensité lorsque les enfants se livrent à un exercice un peu violent, qui exige d'eux quelques efforts musculaires. Ce symptôme était très net chez les deux enfants qui ont fait le sujet de nos observations.

Ils nous ont dit très nettement, tous deux, qu'ils ne peu-

vent pas, depuis bien longtemps, courir et s'amuser avec
leurs camarades et qu'ils sont immédiatement obligés de
s'arrêter, parce qu'ils étouffent.

A quoi tient donc cette difficulté de la respiration ?

Elle est le résultat de trois facteurs importants : d'abord
le défaut de dilatation de la cage thoracique, qui, chez un
enfant atteint de scoliose et de cyphose, comme celle
qui fait l'objet de notre observation I, ne peut atteindre le
maximum d'ampliation qu'elle atteint chez un sujet normalement conformé.

En effet, dans le chapitre où nous nous sommes occupés de la physiologie de l'acte respiratoire, nous avons
vu que le phénomène mécanique indispensable à la rentrée de l'air dans les poumons était la dilatation de la
cage thoracique.

Cette dilatation de la cavité thoracique, ou plutôt cet
agrandissement, se fait suivant trois diamètres : l'antéro-
postérieur, le transversal et le diamètre vertical.

L'agrandissement des deux premiers diamètres se fait
par un double mouvement d'élévation et de rotation des
côtes ; par ce double mouvement, la face externe des
côtes se porte en haut et en dehors, et le sternum est pro-
jeté en avant. Mais pour que ce mouvement s'exécute
intégralement, il faut que la forme des côtes soit normale, et surtout que leurs rapports entre elles soient con-
servés. Or, si nous examinons un instant la poitrine de
notre petite malade, ou celle d'un enfant rachitique quelconque, atteint de scoliose, nous verrons que ces conditions sont bien loin d'être remplies ; au lieu d'un thorax
régulier, dont les pièces osseuses sont disposées symé-
triquement les unes au-dessus des autres, offrant une

surface régulière aux insertions des muscles inspirateurs, nous trouvons une cage thoracique absolument irrégulière, où les côtes déformées perdent leurs rapports réciproques en produisant des dépressions ou des saillies qui n'existent pas à l'état normal.

L'on comprend très bien que, dès lors, cette ampliation harmonieuse de la poitrine, qui met en jeu l'élasticité passive des poumons, est considérablement gênée. Les côtes ayant perdu leur mobilité normale et leurs rapports entre elles, les mouvements respiratoires sont nécessairement incomplets et irréguliers.

Il y a donc diminution dans l'ampliation du diamètre antéro-postérieur et transversal au moment de l'inspiration.

Quant au diamètre vertical, son augmentation est aussi gênée. Nous avons vu, en effet, que cet agrandissement se fait par contraction du diaphragme. Chez tout sujet atteint de scoliose et surtout de cypho-scoliose, il y a nécessairement, même si ces déformations sont légères, une diminution dans la longueur normale de la colonne vertébrale, par le fait de la scoliose, et une inclinaison en avant de la partie thoracique du tronc sur la partie abdominale, par le fait de la cyphose.

De cette double malformation : diminution de la hauteur de la colonne vertébrale, inclinaison du thorax en avant, résulte un amoindrissement dans la capacité de la cavité abdominale.

Aussi, les organes que contient cette cavité y sont à l'étroit ; et, bridés qu'ils sont en arrière par la paroi résistante formée par la colonne vertébrale et par les muscles des lombes, ils font effort contre la paroi supérieure, c'est-à-dire contre le diaphragme, qui perd ainsi en grande partie sa mobilité normale et est considérablement gêné pour se contracter au moment de l'inspiration.

De plus, si nous considérons que certains organes, comme le foie et la rate, sont, comme nous le verrons plus loin, par le fait même de la stase veineuse, considérablement hypertrophiés, nous comprendrons à quel point les mouvements du diaphragme se trouvent réduits et, par là même, l'agrandissement du diamètre vertical de la cage thoracique diminué dans l'inspiration.

Au défaut d'ampliation de la cage thoracique, qui entrave déjà jusqu'à un certain point la fonction de la respiration, vient s'ajouter un autre facteur non moins important : la compression des poumons, à certains niveaux, par les parois déformées du thorax.

Les poumons, en vertu du peu de consistance de leurs tissus, se moulent exactement sur les anfractuosités que décrit la paroi.

En arrière, le poumon droit est d'abord refoulé par la convexité de la colonne vertébrale vers les côtes droites, il subit donc un certain aplatissement de dedans en dehors à ce niveau. Cet aplatissement ne doit pas être très prononcé chez notre malade de l'observation I, la courbure à convexité droite de la colonne dorsale n'étant pas des plus accentuées ; mais les deux poumons, aussi bien le droit que le gauche, sont nécessairement, au niveau de leur base, considérablement repoussés contre la paroi postérieure de la cage thoracique par le resserrement transversal de la base du thorax en avant.

Or, nous savons que lorsque les poumons subissent une compression quelconque, et le fait a été souvent mis en

lumière à propos des épanchements pleurétiques ; ils s'a-
trophient, ils se rétractent, et cette rétraction a pour con-
séquence la perte de la fonction respiratoire à ce niveau.

De par ces deux causes : 1° défaut d'ampliation de la
cage thoracique, 2° compression de certaines portions du
parenchyme pulmonaire, nous nous trouvons déjà en présence d'une diminution de la surface utile du poumon,
aussi la partie du poumon qui sert encore à l'acte respiratoire va devenir, par une loi de suppléance commune à
tous les organes, le siège d'une suractivité importante.

Ainsi que, dans les cas de pneumonie affectant une surface considérable du poumon, le malade supplée au défaut
de fonctionnement de la portion du parenchyme pulmonaire atteint par des inspirations plus fréquentes et plus
complètes, de même, nous voyons notre jeune rachitique
faire avec effort des inspirations plus souvent répétées
afin de lutter contre le manque d'air nouveau résultant
de l'atélectasie du poumon à certains niveaux.

Sous l'influence de ces efforts répétés que se passe-t-il ?

Le poumon est très riche en fibres élastiques et c'est
grâce à cette élasticité qu'il revient sur lui-même au moment de l'expiration, chassant ainsi l'air contenu dans
ses alvéoles. Mais, de même qu'une bande élastique per-
dra à la longue son élasticité, si elle subit des étirements
prolongés et souvent répétés, de même, les fibres élastiques
de la portion du parenchyme pulmonaire restées saines,
sous les efforts répétés d'inspiration nécessités par le manque d'apport d'air nouveau nécessaire à l'hématose, se
laisseront distendre et ne reviendront plus sur elles-mêmes
au moment de l'expiration.

De plus, si nous considérons que ce poumon ne reçoit

3

qu'une nourriture insuffisante par suite du mauvais état du cœur, nous ne nous étonnerons pas que le parenchyme, mal nourri, se laisse distendre à l'excès, que les alvéoles pulmonaires, trop dilatées, ne tardent pas à perdre leur élasticité, en un mot, que les lésions d'emphysème soient constituées de toutes pièces.

Cet emphysème nous est démontré très nettement, chez notre rachitique, par l'auscultation. Nous trouvons une diminution du murmure vésiculaire, l'expiration est prolongée et soufflante.

A la fin de l'expiration, on entend très nettement des râles sibilants ressemblant à un piaulement, au cri plaintif d'un petit oiseau, qui sont caractéristiques de l'emphysème, puisque certains auteurs les ont appelés « cris emphysémateux ».

Ici, la pathogénie de ces râles est complexe et nous pensons qu'il faut admettre comme cause principale de leur formation les mêmes agents qui ont déterminé l'emphysème lui-même. Cet emphysème intervient à son tour dans leur production et explique leur prédominance à la fin de l'expiration.

Nous savons, en effet, que les râles sibilants sont l'indice d'une augmentation de pression de l'air que renferme les bronches et d'une constriction régulière ou irrégulière de leur paroi, suffisante pour diminuer considérablement leur calibre. Or, ici, cette constriction bronchique ne résulte pas de la contraction des muscles de Reissenssen, considérée comme le facteur ordinaire de la sibilance, mais de la compression exercée sur les bronchioles par le tassement du poumon. Ce tassement, en effet, est très marqué, étant donné le nombre des divers facteurs qui interviennent pour le produire : diminution de la capacité thoracique, du fait de la déformation osseuse ; exagération de la concavité diaphragmatique, résultant de la disproportion qui existe entre la capacité de la cavité abdominale amoindrie et celle des organes abdominaux secondairement hypertrophiés ; congestion intense des poumons, due à l'exagération de tension dans la circulation veineuse secondaire à la dilatation du cœur droit. Et, ce qui vient à l'appui de notre thèse, c'est l'exagération de la sibilance du côté droit, exagération facilement expliquée par le tassement plus marqué du poumon droit par suite du développement du foie dans la cavité thoracique.

Cette théorie du tassement des poumons comme agent pathogénique de la sibilance expiratoire semble contradictoire avec l'absence de la sibilance à l'inspiration, la diminution du calibre des bronches étant, d'après nous, permanente.

Mais cette absence de râles sibilants à l'inspiration s'explique aisément si l'on tient compte que l'air inspiré, dont la quantité est minime d'ailleurs, entre avec peu de force dans les alvéoles pulmonaires, la plupart des agents de l'ampliation thoracique étant supprimés, tandis qu'au contraire, il est chassé avec violence hors de ces mêmes alvéoles.

Le retrait du diaphragme, qui, à l'état normal, est le principal agent extrinsèque de l'expiration, mal secondé qu'il est ici par la rétraction des alvéoles, qui ont perdu toute leur élasticité par le fait de l'emphysème, n'est plus suffisant pour chasser l'air de ces alvéoles. Il faut donc que des forces plus puissantes entrent en jeu et c'est à la contraction de tous les muscles expirateurs thoraciques et

abdominaux qu'il appartient d'alléger le poumon de son
excès de tension. C'est justement cette intensité dans
l'effort expiratoire qui détermine de la sibilance au
moment où l'air est chassé à haute pression à travers les
bronchioles.

CHAPITRE V

INFLUENCE DES DÉFORMATIONS DU THORAX SUR L'AP-
PAREIL CIRCULATOIRE. — PRONOSTIC. — DANGER
D'UNE AFFECTION PULMONAIRE INTERCURRENTE.

Si l'on applique l'oreille sur la région précordiale de
notre petite malade, l'auscultation révèle un souffle systolique à maximum xyphoïdien, c'est-à-dire au point d'insertion du cinquième cartilage sur le bord gauche du
sternum. Ce souffle, doux et peu intense, s'entend dès le
début et pendant toute la durée de la systole; il se propage
vers le milieu du sternum, sans dépasser en hauteur l'insertion des quatrièmes côtes. Il n'est pas douteux qu'il
ne révèle une insuffisance tricuspidienne.

Les troubles de la circulation périphérique en sont une
preuve irrécusable.

Nous trouvons, en effet, chez notre petite rachitique, de
la cyanose des lèvres, de l'œdème des extrémités, unis à
tout le cortège symptomatique révélant une stase veineuse généralisée à tous les organes.

Cependant, un symptôme important de l'insuffisance
tricuspidienne nous fait ici défaut. C'est le pouls hépatique. Mais cette absence du pouls hépatique est due pro-

bablement au mode de développement tout particulier du foie, développement sur lequel nous allons insister.

On est convenu de faire du foie cardiaque, du moins à sa première période, un gros foie débordant plus ou moins les fausses côtes, et subissant des variations de volume en rapport avec l'intensité plus ou moins grande de la gêne respiratoire (Foie en accordéon).

Cependant, chez notre jeune malade de la salle Lalande, si l'on percute l'hypocondre droit, on trouve une matité ne dépassant pas le rebord des fausses côtes. Bien plus, la matité hépatique normale a fait place à de la submatité anormale, en cette région. Il semblerait donc, au premier abord, que le foie, au lieu de participer à la congestion généralisée des organes, ait, au contraire, diminué de volume. Mais, si l'on tombe dans cette erreur, c'est que l'on ne tient pas compte de l'action directe exercée à ce niveau par la paroi thoracique déformée sur le foie, point sur lequel M. le professeur Baumel a attiré notre attention.

En effet, si, comme nous l'a conseillé notre Maître, nous percutons en arrière, après avoir fait asseoir notre petite malade, non seulement nous délimitons très facilement la zone de matité hépatique, mais nous la trouvons considérablement augmentée, puisqu'elle remonte jusqu'au quatrième espace intercostal.

Le foie est donc bien en réalité hypertrophié, et a subi, lui aussi, l'influence de la congestion passive généralisée à tous les organes.

Bridé en avant par le rétrécissement thoracique que nous avons signalé plus haut, le foie, ne pouvant empiéter en avant, s'est accru en arrière, et s'est hypertrophié par sa face postéro-supérieure.

D'autre part, du fait de ce même sillon transversal en coup de hache qui siège à la base du thorax, le foie est repoussé en arrière, et laisse, entre lui et la partie de la paroi thoracique située au-dessus de l'enfoncement, un espace libre, et c'est ce qui explique que nous ayons trouvé en avant de la submatité, là où nous aurions rencontré la matité hépatique chez un sujet normalement conformé.

Les autres organes, d'ailleurs, sont également congestionnés. — A la percussion, la rate est notablement hypertrophiée, le rein cardiaque se traduit ici par « une diminution de l'urine qui est dense et foncée. On y trouve à plusieurs reprises » une notable quantité d'albumine, qui disparaît sous l'influence du régime lacté pour reparaître quelques jours après. Il serait trop long d'indiquer successivement l'état de tous les organes; ce qui est certain, c'est qu'il y a stase généralisée ayant pour cause l'insuffisance tricuspidienne révélée à l'auscultation par un souffle au niveau de l'appendice xyphoïde.

Le poumon et le cœur sont si intimement unis dans leurs fonctions que les altérations de l'un de ces organes retentissent forcément sur l'autre.

L'aspiration thoracique nécessaire à la propagation du sang dans les poumons est presque nulle dans un thorax déformé, aussi le sang circule-t-il difficilement dans le poumon. Il s'accumule dans le réseau pulmonaire et cette réplétion sanguine se propage jusqu'au cœur droit. Les cavités droites du cœur, impuissantes à refouler devant elles la masse sanguine, se laissent dilater, et cette dilatation ne tarde pas à forcer l'orifice tricuspidien, dont les valvules deviennent insuffisantes Par un effet de com-

pensation, les parois du cœur dilaté ne tardent pas à
s'épaissir. La résistance au passage du sang à travers le
poumon congestionné et emphysémateux augmentant,
la pression dans les cavités droites va aussi en s'accentuant ; le ventricule droit cherche à surmonter cette pression par une contraction exagérée. De là, irritation fonc-
tionnelle, et, à sa suite, hypertrophie du cœur. C'est
pendant cette seconde période que les malades sont
prédisposés aux palpitations, aux douleurs précordiales,
souvent même aux syncopes. C'est aussi pendant cette
période que l'on voit souvent survenir un accident grave
qu'il ne nous a jamais été donné d'observer, mais qui est
cependant relaté par bon nombre d'auteurs : ce sont des
hémorragies abondantes et souvent répétées à intervalles
plus ou moins éloignés.

Delpech, dans son *Traité de l'Orthomorphie* (t. I, p. 351),
nous rapporte l'observation suivante :

« Nous avons observé, chez une jeune fille d'un grand
personnage, dans la famille duquel les difformités de l'épine
sont héréditaires, des épistaxis très graves, qui sont mani-
festement liées au progrès d'une déviation latérale gauche
de la région dorsale de l'épine. La jeune malade était
alors âgée de huit ans ; il y en avait trois que l'hémorragie
persistait, elle se reproduisait après des intervalles de
quelques mois ; elle avait lieu alors pendant plusieurs
jours de suite et avait laissé la malade presque anémique.

» Avant que ces hémorragies eussent lieu, il y avait
eu des douleurs aux côtés, particulièrement au gauche,
des palpitations du cœur, de l'oppression.

» Les principaux effets de la difformité consistaient en
ce que les côtes moyennes gauches avaient ici été for-

tement entraînées en dedans, et en ce que la situation du
cœur était changée ; cet organe était situé sous le sternum
et les côtes droites. »

Enfin, Sottas, dans sa thèse inaugurale (thèse de Paris,
1865), rapporte encore deux cas d'hémorragies graves
se faisant, l'une également par la muqueuse nasale,
l'autre par le rectum, chez deux individus atteints de
rachitisme thoracique.

D'après ce que nous avons dit jusqu'ici des troubles
respiratoires et circulatoires engendrés chez les rachitiques par la déformation du thorax, il semble manifeste
qu'il y a altération pulmonaire d'abord, lésion cardiaque
ensuite ; mais on peut se demander si les troubles circulatoires sont toujours subordonnés aux troubles pulmonaires, et si le cœur ne peut être directement influencé
par les pressions exercées sur lui par les parois thoraciques
déformées.

Il est certain que le cœur, de par sa situation et sa mobilité, échappe souvent à la pression directe des parois.
Cruveilhier, dans son *Anatomie pathologique,* fait remarquer que, dans le rachitisme de la colonne vertébrale, le
cœur lutte contre tous les obstacles, contre toutes les
causes de compression, et que les déformations de la
cage thoracique retentissent plutôt sur la fonction pulmonaire que sur la fonction cardiaque. Il n'en est pas moins
vrai, et c'est ce que nous trouvons chez notre jeune rachitique, que, sous l'influence d'un rapprochement intense des
parois antérieures et postérieures du demi-thorax gauche,
le cœur est totalement déplacé vers la droite, essayant
d'échapper ainsi à la compression de la paroi thoracique
à gauche.

La pointe bat contre l'appendice xyphoïde, aussi, à l'auscultation, perçoit-on à peine les bruits du cœur sous le mamelon gauche, tandis que leur maximum d'intensité est au niveau de la pointe de l'appendice.

On les entend encore à droite du sternum jusqu'à un point extrême éloigné de cinq centimètres et demi à droite de la ligne médiane.

C'est dans ces conditions physiologiques exceptionnellement défavorables que le cœur est obligé de suppléer à l'insuffisance du champ de l'hématose par une activité plus grande, par des contractions plus larges et plus intenses. De là, les diverses phases de l'évolution fatale qui, du rachitique thoracique, font un cardiaque.

Qu'arrivera-t-il donc si, par un traitement orthopédique approprié, nous ne parvenons à corriger chez nos rachitiques les déformations thoraciques et les troubles graves qu'elles entraînent avec elles ?

Après des améliorations et des rechutes successives, les œdèmes se généraliseront, le cœur sera forcé, ses battements deviendront irréguliers, tumultueux et inégaux, la congestion du poumon sera intense et nos petits malades pourront succomber dans une crise effrayante d'asystolie.

Telle est l'évolution des accidents qui enlèvent généralement les rachitiques thoraciques, à moins qu'une affection pulmonaire intercurrente ne vienne arrêter leur marche.

Ces affections pulmonaires intercurrentes constituent un danger menaçant continuellement les rachitiques thoraciques. Une simple bronchite, le catarrhe le plus léger, peut avoir les plus fâcheuses conséquences, et même entraîner en quelques heures une asphyxie mortelle. Si nous nous souvenons à quel point le champ de l'hématose est déjà réduit dans le poumon de nos petits malades atteints de déformation thoracique, nous concevrons facilement la cause de cette asphyxie, souvent presque foudroyante. La bronchite, provoquant une congestion pulmonaire intense, viendra encore diminuer la portion du parenchyme qui était restée saine, et qui suffisait à grand'peine à entretenir les échanges gazeux nécessaires à l'existence. Dès lors l'asphyxie est inévitable.

Du reste, dans l'observation II, que nous devons à l'obligeance du Dr Bordone, de Frontignan, le dénouement fatal est venu confirmer ce que M. le professeur Baumel nous a tant de fois enseigné, quand, pour nous mettre en garde contre le danger imminent des affections pulmonaires intercurrentes chez les rachitiques thoraciques, il nous disait :

« Ce dont on ne meurt pas d'ordinaire, un bossu en meurt ».

CHAPITRE VI

TRAITEMENT

Le rachitisme, comme nous l'avons dit au début de notre travail, est la principale cause des déformations du thorax. Nous devons donc mettre tout en œuvre pour en préserver les jeunes enfants. Mais lorsque les déformations en général, et particulièrement les déformations thoraciques qu'il engendre, seront nettement constatées, nous devrons lutter contre elles par des appareils de redressement et atténuer les troubles fonctionnels qu'entraînent ces déformations par une hygiène bien comprise et des agents médicamenteux appropriés.

La première de ces indications sera remplie par la surveillance attentive de l'hygiène alimentaire, c'est-à-dire, par le réglage de l'alimentation des enfants en bas âge.

« Aux enfants rachitiques, il faut d'abord procurer l'intégrité digestive ». (Baumel, *In* Leçons cliniques sur les maladies des enfants, page 275).

Le nouveau-né ne devra prendre le sein que huit fois dans la journée, c'est-à-dire une tétée toutes les trois heures.

Le sevrage devra être progressif. A 6 mois, l'on rem-

placera une des huit tétées par du lait bouilli et l'on dimi-
nuera ainsi successivement leur nombre. A 12 mois, l'enfant tettera seulement deux fois par jour. On ne donnera
que peu à peu des aliments demi-liquides, des purées, des
œufs.

Au point de vue médicamenteux, on administrera le
phosphate de chaux à la dose de 0,25 à 0,50 centigrammes
par jour suivant l'âge du petit malade.

Notre Maître, Monsieur le professeur Baumel, prescrit
journellement le sirop de lactophosphate de chaux aux
petits rachitiques jusqu'à l'âge de 1 an 1|2. Au-dessus, il
prescrit la solution suivante dans l'eau et le vin au moment des repas :

> Lactophosphate de chaux. .   5 gr.
> Eau . . . . 100 —

30 grammes par jour.

L'on devra éviter chez les enfants rachitiques les vêtements serrés et comprimant d'une façon trop énergique
le thorax. L'on devra se rappeler que, exerçant une compression journalière sur des os malléables à l'excès, ils
aboutiraient rapidement à la déformation de la paroi
costale.

Si les malformations de la cage thoracique sont défini-
tivement constituées, l'on devra s'efforcer de les corriger
par un traitement orthopédique approprié. L'on évitera
cependant d'emprisonner le thorax dans un corset, qui
gênerait son ampliation. que l'on cherchera, au contraire,
à obtenir par tous les moyens. L'on donnera la préférence
à de simples appareils de redressement, comme celui que

nous voyons employé pour notre jeune fille rachitique de la salle Lalande.

Il se compose de deux tiges métalliques latérales, de longueur égale, et qui peuvent s'allonger à volonté à l'aide d'un système à crémaillère.

La partie supérieure de ces attelles est terminée par un béquillon qui vient s'emboîter sous l'aisselle et la soutient, et qui est maintenu immobile par une courroie passant au-dessus de l'épaule.

L'extrémité inférieure de ces attelles latérales vient prendre un solide point d'appui sur une ceinture qui entoure le bassin.

S'il s'agit d'une scoliose très prononcée, l'on pourra ajouter à cet appareil une plaque métallique, qui, emboîtant la saillie de l'épaule, la repoussera vers sa position normale.

Afin d'obtenir autant que possible l'ampliation thoracique entière, l'on fera exécuter aux petits malades des exercices de gymnastique respiratoire, l'ascension d'escaliers, de montagnes, en ayant soin de placer derrière leur dos, à la hauteur des reins, un bâton qu'ils maintiendront en place en fléchissant leurs bras, au niveau du coude, sur les extrémités du bâton.

Si ces déformations thoraciques sont assez accentuées pour avoir un retentissement néfaste sur le système cardio-pulmonaire, l'on cherchera à combattre ces troubles fonctionnels par une hygiène bien comprise et des agents médicamenteux appropriés.

Le séjour dans un climat tempéré, la vie au grand air, au bord de la mer, une alimentation suffisante et choisie, un exercice musculaire modéré, l'excitation des téguments par des frictions sèches, telles sont les principales conditions du traitement hygiénique.

L'on pourra modifier heureusement la dyspnée habituelle dont souffrent les petits malades en recourant aux préparations arséniées.

Si le cœur faiblit, si l'on reconnaît la nécessité de le tonifier, l'on pourra employer la digitale, que nous voyons ordonner dans le service de M. le professeur Baumel, sous la forme de sirop, à la dose de 20 à 30 grammes, ou sous la forme de teinture, à la dose de IV à X gouttes, à prendre en deux fois dans les vingt-quatre heures.

L'on aura soin, comme le fait notre Maître, de prescrire pendant quatre jours seulement ce médicament et d'en supprimer l'usage pendant deux jours ; le reprendre après de la même façon et le cesser de nouveau et ainsi de suite.

Dans certains cas, l'on pourra faire usage avec grand avantage de ventouses sèches appliquées en grand nombre sur le thorax.

Enfin, les troubles du côté du foie et du rein (foie cardiaque et rein cardiaque) seront combattus avec succès par l'application du régime lacté absolu.

OBSERVATIONS

OBSERVATION PREMIÈRE
(Inédite)
Recueillie dans le service de M. le professeur Baumel.

Anaïs P..., 14 ans, entrée à la clinique des enfants malades à l'Hôpital Suburbain, salle Lalande, le 1er février 1901.

Antécédents héréditaires. — La mère a eu deux attaques d'apoplexie; la première l'a laissée paralysée : elle a succombé à la seconde. Une sœur aînée présente journellement des attaques d'épilepsie.

Antécédents personnels. — A été nourrie au sein jusqu'à deux ans ; a commencé à marcher seulement à trois ans. Coqueluche à quatre ans.

Elle a présenté pendant très longtemps de l'œdème des membres inférieurs.

Elle a toujours été essoufflée et obligée de s'arrêter lorsqu'elle se livrait à un exercice un peu violent.

État actuel. — Inspection : Tête. — Au-dessous de la moyenne, dents irrégulièrement plantées, les incisives chevauchent sur les canines à la mâchoire inférieure.

Membres. — Supérieurs : Grêles. L'humérus présente, surtout à droite, une courbure à concavité externe.

Inférieurs : légère incurvation des fémurs et des tibias.

Thorax. — En avant, dans sa partie supérieure, le thorax est fortement bombé ; il présente une large voussure de sa paroi répondant aux 1re, 2e, 3e, 4e, 5e côtes et saillante surtout à la partie médiane antérieure, au niveau du sternum et du tiers antérieur des cinq premières côtes.

Immédiatement au-dessous de cette voussure, la paroi thoracique présente une forte dépression transversale, véritable fossé à bord taillé à pic, répondant aux 6e, 7e et 8e côtes.

Cette déformation est surtout accentuée au niveau de la portion cartilagineuse de ces côtes.

Enfin, de chaque côté, les bords inférieurs de la cage thoracique sont relevés en ailes.

Les parois latérales du thorax présentent un aplatissement surtout marqué au-dessous des aisselles.

En arrière, la colonne vertébrale présente une courbure à convexité à droite, répondant aux sept premières vertèbres dorsales.

Immédiatement au-dessous, une autre courbure de compensation, à convexité à gauche, répondant au reste de la colonne vertébrale.

Enfin, cette scoliose est compliquée de cyphose occupant aussi la région dorsale.

Au niveau de la première courbure, la portion de la cage thoracique située à droite de la colonne dorsale est fortement bombée.

Quand l'enfant est debout, son épaule droite est plus élevée que son épaule gauche.

4

Mensuration. — La longueur du sternum de la four-
chette à la pointe de l'appendice xyphoïde est de 17 centimètres.

La mensuration de l'espace compris entre la pointe du
sternum et la ligne prolongeant la douzième côte sur la
ligne médiane nous a donné 10 centimètres. Ce qui nous
donne, comme hauteur du thorax en avant, sur la partie
médiane : 27 centimètres.

La ligne qui réunit la pointe de l'appendice xyphoïde à
l'extrémité antérieure de la 12ᵉ côte est de 21 centimètres
des deux côtés.

Au niveau de la voussure, le périmètre thoracique, pris
au niveau d'une ligne passant dans le creux axillaire, est
de 66 centimètres. Au niveau d'une ligne passant par les
mamelons, il est de 71 centimètres.

Au niveau de la dépression transversale qui fait suite
à la voussure, à la hauteur de la 6ᵉ côte, le périmètre thoracique est de 61 centimètres 1/2. A ce point, la dépression antérieure est compensée par la voussure de la région
dorsale.

A la base du thorax, au niveau de la portion relevée en
aile, le périmètre thoracique est encore de 61 centimètres 1/2. A cette hauteur, la voussure de la région dorsale
est beaucoup moins marquée.

A la percussion : sonorité exagérée en avant et en
arrière.

A la palpation : les vibrations thoraciques sont dimi-
nuées, presque abolies en certains points.

A l'auscultation : l'expiration est excessivement prolongée et sifflante ; l'on entend des râles sibilants disséminés.
surtout nets à l'expiration et à droite.

Examen du cœur.— A deux travers de doigt au-dessous du mamelon gauche, on ne sent pas battre la pointe du cœur, mais on la sent très nettement en appuyant un doigt à la pointe de l'appendice xyphoïde.

Sous le mamelon gauche, on perçoit tout juste les bruits du cœur; mais leur maximum d'intensité est au niveau de la pointe de l'appendice xyphoïde.

On les entend encore à droite du sternum, mais allant en s'affaiblissant jusqu'à un point extrême qui correspond à la huitième côte, et éloigné de 5 centimètres 1/2 à droite de la ligue médiane.

Au niveau de la pointe de l'appendice xyphoïde, on perçoit un souffle au 1er temps, bref et doux.

La matité hépatique en avant ne dépasse pas le rebord des fausses côtes; mais, si l'on fait asseoir la malade et que l'on percute en arrière, on la trouve considérablement augmentée et remontant jusqu'à une ligne répondant à la 4me côte.

La rate est également hypertrophiée.

Quand elle est rentrée dans le service, notre malade présentait de l'albuminurie, qui a complètement disparu sous l'influence du régime lacté absolu, pour reparaître ensuite à plusieurs reprises.

Application d'un corset orthopédique.

Observation II

Due à l'obligeance du Dr Bordone, de Frontignan, ex-chef du laboratoire de la Faculté de Médecine de Montpellier

Michel J..., 7 ans.

Antécédents hérédilaires. — Mère rachitique ; bronchitique chronique.

Antécédents personnels. — Élevé au biberon ; a marché à 3 ans seulement ; très en retard dans sa dentition. — Depuis 3 ans, l'enfant est atteint d'une dyspnée qui présente les caractères suivants : s'il court avec les enfants de son âge, ou s'il marche même un peu rapidement, en un mot, au moindre effort, il est pris d'un essoufflement tel qu'il est obligé de s'arrêter et de s'asseoir.

Cette dyspnée, qui était légère au début, dit la mère, était, depuis quelques mois, devenue insupportable, car les accès se répétaient de plus en plus souvent pour les circonstances les plus légères.

C'est dans ces conditions que l'enfant fut pris, le 16 février, d'un malaise léger avec anorexie.

Pendant quelques jours, toux pénible, difficulté à respirer. Cette gêne respiratoire s'accentuant de plus en plus, aboutit à un véritable accès d'asphyxie, dans la nuit du 20 au 21.

Appelé en ce moment auprès du petit malade, je le trouve violacé, faisant des efforts de toux violents.

Les mouvements respiratoires sont fréquents et excessivement pénibles.

L'examen du thorax révèle, à première vue, une déformation rachitique très accentuée.

En avant : la cage thoracique, étranglée vers son milieu, est très élargie à sa partie inférieure.

Le chapelet chondro-sternal est très caractéristique.

Le sternum est saillant, en bréchet de poulet.

Les parois latérales sont très aplaties, surtout dans leur partie médiane.

En arrière : la colonne vertébrale présente un type de scoliose excessivement prononcé, à convexité dirigée à droite et siégeant dans la région dorsale.

On remarque aussi une courbure de compensation dirigée du côté opposé, mais moins apparente que la première et occupant la portion lombaire.

Les côtes du côté convexe forment une gibbosité considérable par le fait de la rotation des vertèbres sur leur axe, et de l'exagération de la courbure des côtes à ce niveau.

Du côté convexe, elles sont, au contraire, aplaties.

Pendant l'inspiration, toute la partie supérieure du thorax est complètement immobilisée ; tandis que les dernières côtes se soulèvent à peine, l'abdomen se soulève fortement. La respiration présente absolument le type abdominal.

A l'auscultation, la respiration est obscure ; l'on entend çà et là quelques râles humides à bulles moyennes, et de nombreux râles sibilants et ronflants disséminés.

Les deux bruits du cœur s'entendent ; mais, au niveau de l'appendice xyphoïde, le premier bruit est couvert par un souffle bref et piaulant, se propageant à deux ou trois centimètres de son foyer d'origine, dans la direction du mamelon gauche.

Les jugulaires présentent nettement le pouls veineux systolique.

Le foie présente des battements expansifs systoliques très sensibles à la palpation. La moitié dépasse de deux doigts le rebord des fausses côtes.

Le pouls radial est petit et faible.

L'œdème est très marqué au niveau des membres inférieurs, qui sont refroidis et couverts de marbrures cyanotiques. Œdème très prononcé de la face, surtout au niveau des paupières.

Œdème du scrotum et de la portion inférieure de l'abdomen.

Les urines sont rares et albumineuses.

Sous l'influence de ventouses sèches appliquées en grand nombre en avant et en arrière sur le thorax, la dyspnée avait diminué d'intensité et l'oppression avait presque disparu, lorsque, le 23 au soir, l'enfant est emporté d'une façon presque foudroyante, le neuvième jour après le début de la maladie, dans une nouvelle crise d'asphyxie.

CONCLUSIONS

1° Les déformations du thorax ont des origines nombreuses ; mais celles que l'on rencontre le plus souvent sont, sans contredit, les déformations qui sont dues au rachitisme.

2° Le rachitisme thoracique, quand il est assez prononcé, entraîne avec lui des troubles très grands dans les divers appareils de l'organisme.

3° L'appareil qui subit le premier l'influence néfaste des déformations du thorax, c'est l'appareil respiratoire, dont le bon fonctionnement est altéré par trois causes : 1° le défaut d'ampliation de la cage thoracique ; 2° la contraction du parenchyme pulmonaire à certains niveaux ; enfin, 3° l'emphysème compensateur, qui vient s'ajouter comme troisième facteur, diminuant encore le champ de l'hématose dans le poumon des déformés thoraciques.

4° Le poumon et le cœur sont si intimement unis l'un à l'autre qu'il n'est pas de lésions du premier qui ne retentissent nécessairement sur le second, ce qui explique l'insuffisance tricuspidienne que l'on constate chez tous les rachitiques thoraciques, insuffisance qui engendre cette stase nerveuse généralisée à tous les organes (foie, rate, rein cardiaques) et aussi ces crises d'asystolie qui aboutissent presque fatalement à la mort.

5° C'est dans ces conditions défectueuses que l'organisme, devenu un « *locus minoris resistentiæ* », sera prêt à
toutes les défaillances, et que l'affection pulmonaire la plus
légère, venant encore diminuer ce champ de l'hématose
déjà si restreint, pourra amener d'une façon pour ainsi
dire foudroyante un dénouement fatal.

6° Au point de vue du traitement, l'on devra d'abord
s'efforcer de protéger du rachitisme l'enfant en bas âge, et
cela, l'on y parviendra par le réglage sévère de l'alimentation du nouveau-né, et par l'administration du phosphate
de chaux.

Lorsque la cage thoracique présentera déjà les déformations dues au rachitisme, on luttera contre ces déformations par des appareils de soutien, en même temps
que l'on s'efforcera d'obtenir le maximum d'ampliation
du thorax par des exercices de gymnastique respiratoire.

Enfin, si les troubles graves qu'entraîne le rachitisme
thoracique ont fait leur apparition, on s'efforcera de les
atténuer par une hygiène bien comprise et une médication
appropriée.

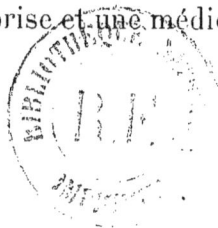

INDEX BIBLIOGRAPHIQUE

1787. Cullen. — Eléments de Médecine pratique traduits par Bocquillon.

1828. Delpech. — Traité de l'Orthomorphie.

1858. Bouvier. — Leçons cliniques sur les maladies chroniques de l'appareil locomoteur.

1865. Sottas. — Thèse de Paris.

1872. Chupin. — Thèse de Paris.

1879. Cornil. — Journal des connaissances médicales pratiques (Cyanose dans les déviations rachidiennes).

1883. Baumel. — Thèse d'agrégation : « Des lésions non congénitales du cœur droit et de leurs effets ».

1884. De Vésian. — Thèse de Paris.

1887. Mathias-Duval. — Physiologie.

1892. Féré et Schmid. — De quelques déformations du thorax et en particulier du thorax en entonnoir et du thorax en gouttière.

1893. Baumel. — Leçons cliniques sur les maladies des enfants.

1896. Huchard. — Etat du cœur chez les bossus. Journal de médecine et de chirurgie, 10 février.

1897. Viault et Jolyet. — Physiologie.

1898. Comby. — Traité des maladies de l'enfance.

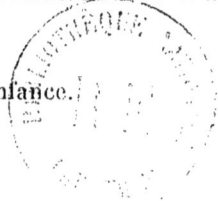

244

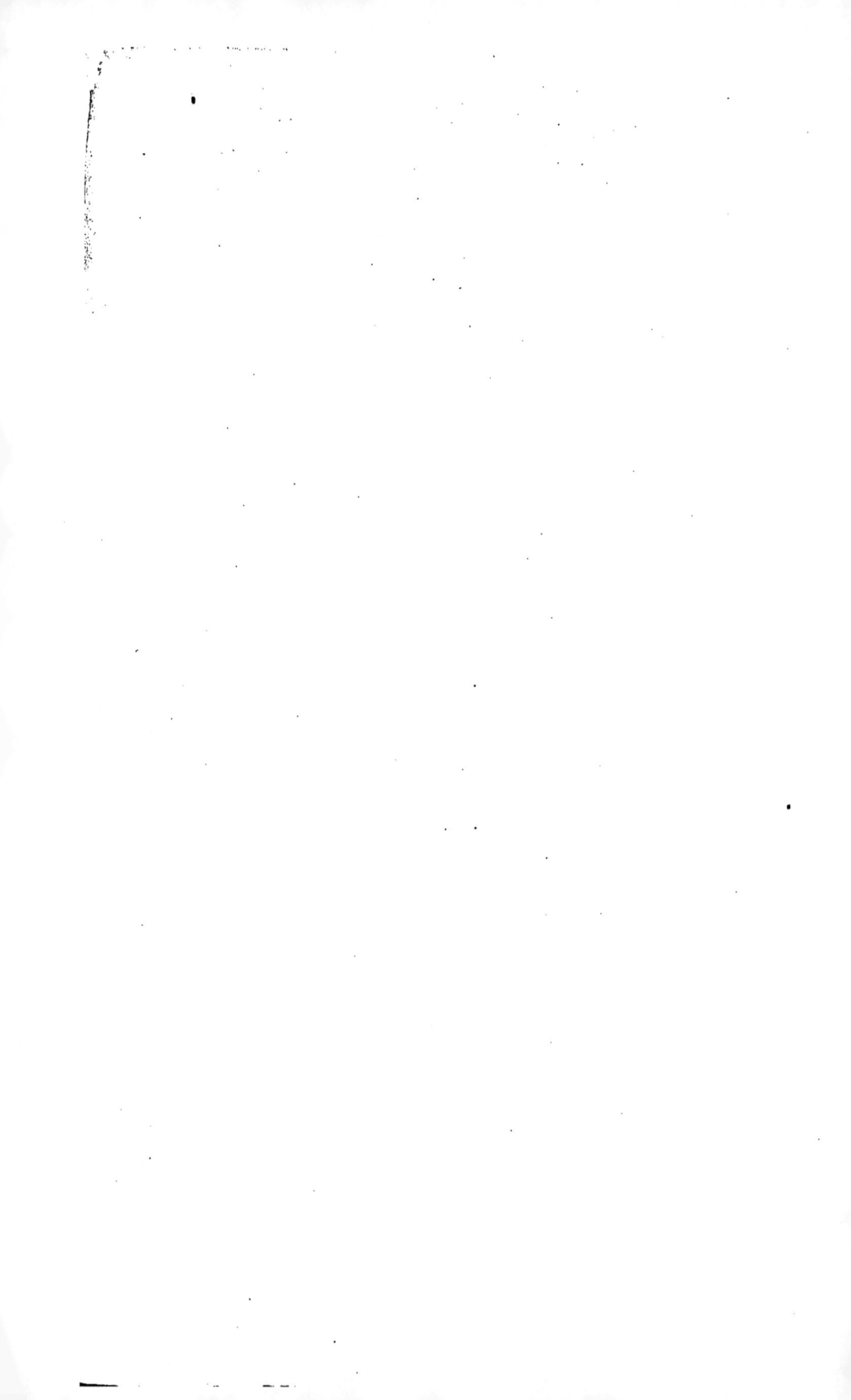

www.ingramcontent.com/pod-product-compliance
Lightning Source LLC
Chambersburg PA
CBHW050516210326
41520CB00012B/2337